职业健康保护行动60条

何家禧 主编

中国环境出版集团·北京

图书在版编目（CIP）数据

职业健康保护行动60条 / 何家禧主编. -- 北京 : 中国环境出版集团，2020.11
ISBN 978-7-5111-4503-1

Ⅰ. ①职… Ⅱ. ①何… Ⅲ. ①职业病—防治 Ⅳ. ①R135

中国版本图书馆CIP数据核字（2020）第229494号

出 版 人 武德凯
策划编辑 徐于红
责任编辑 王 菲
责任校对 任 丽
封面设计 北京点升软件有限公司

出版发行 中国环境出版集团
（100062 北京市东城区广渠门内大街16号）
网 址：http://www.cesp.com.cn
电子邮箱：bjgl@cesp.com.cn
联系电话：010-67112765（编辑管理部）
010-67147349（第四分社）
发行热线：010-67125803，010-67113405（传真）
印 刷 北京中科印刷有限公司
经 销 各地新华书店
版 次 2020年11月第1版
印 次 2020年11月第1次印刷
开 本 787×1092 1/32
印 张 2.25
字 数 60千字
定 价 12.00元

【版权所有。未经许可，请勿翻印、转载，违者必究。】
如有缺页、破损、倒装等印装质量问题，请寄回本集团更换

中国环境出版集团郑重承诺：
中国环境出版集团合作的印刷单位、材料单位均具有中国环境标志产品认证；
中国环境出版集团所有图书“禁塑”。

编委会

主　编： 何家禧

编　委： 于碧鲲　冯志明　田亚锋　丘鑫雄
何　鸣　乔　汉　刘　婧　佘锦林
林艳发　杜　娟　周　伟　修　福
翁少凡　黄伟乐　谌阿璟

前　言

我国是世界上劳动人口最多的国家，2017年就业人口达7.76亿人，占总人口的55.8%，多数劳动者职业生涯超过其生命周期的1/2。劳动者是实践习近平总书记提出的伟大复兴中国梦的社会和经济建设的生力军，保护广大劳动者生命安全和身心健康，实现职业人群健康保护全覆盖，是我们共同的责任。

中国共产党第十九次全国代表大会做出了实施健康中国战略的重大决策部署，充分体现了党和国家对维护人民健康的坚定决心。《健康中国行动（2019—2030年）》强调疾病要以预防为主，提出了有效应对当前突出健康问题、实施关口前移所采取的干预措施。

职业健康保护行动作为《健康中国行动（2019—2030年）》的15个专项行动之一，针对当前职业健康工作实际情况，兼顾传统职业病的防治和新型职业健康危害因素的应对，分别提出劳动者个人、用人单位、政府应采取的举措及行动。鉴于此，本书以图文并茂的方式，简明扼要地介绍了职业健康保护行动内容，具有针对性、可行性和实用性，可供职业健康专业人员、用人单位职业卫生管理人员和劳动者使用。

鉴于编者经验和水平有限，加上时间仓促，本书难免存在缺点和不足，望各位专家及读者指正。

何家禧

2020年8月

目录

1. 健康中国行动

党的十九大做出了实施健康中国战略的重大决策部署，针对我国人民当前突出的健康问题，实施健康管理关口前移，把健康融入所有政策，促进以治病为中心向以健康为中心转变，提高人民健康水平。

《健康中国行动（2019—2030 年）》提出实施 15 项重大行动：

- 健康知识普及行动；
- 合理膳食行动；
- 全民健身行动；
- 控烟行动；
- 心理健康促进行动；
- 健康环境促进行动；
- 妇幼健康促进行动；
- 中小学健康促进行动；
- 职业健康保护行动；
- 老年健康促进行动；
- 心脑血管疾病防治行动；
- 癌症防治行动；
- 慢性呼吸系统疾病防治行动；
- 糖尿病防治行动；
- 传染病及地方病防控行动。

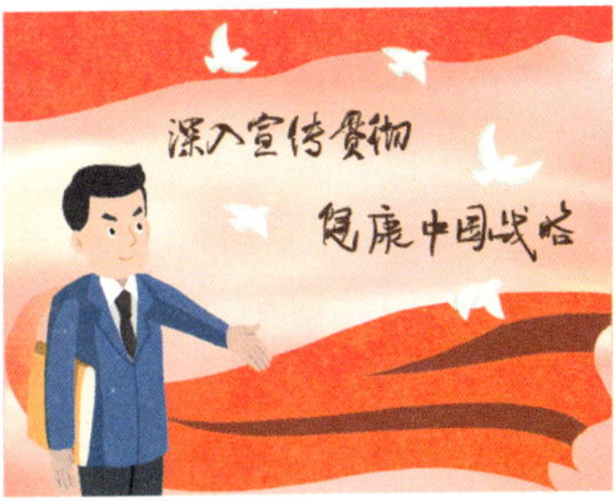

2. 维护全生命周期健康

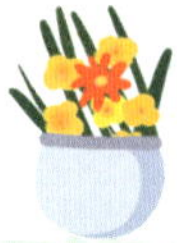

《健康中国行动（2019—2030 年）》提出全方位、全周期保障人民健康的主要任务，其四个阶段行动的要求如下：

（1）实施妇幼健康促进行动

孕产期和婴幼儿时期是生命的初始阶段，该行动针对婚前、孕前、孕期、婴幼儿期等阶段特点，积极引导家庭科学孕育和养育健康新生命，建议国家健全出生缺陷防治体系，加强儿童早期发展服务，完善婴幼儿照护服务和残疾儿童康复救助制度，促进生殖健康。

（2）实施中小学健康促进行动

中小学生处于成长发育的关键阶段，该行动建议动员家庭、学校和社会共同维护中小学生身心健康，引导他们从小养成健康生活习惯，锻炼健康体魄，学校应开齐开足体育与健康课程。

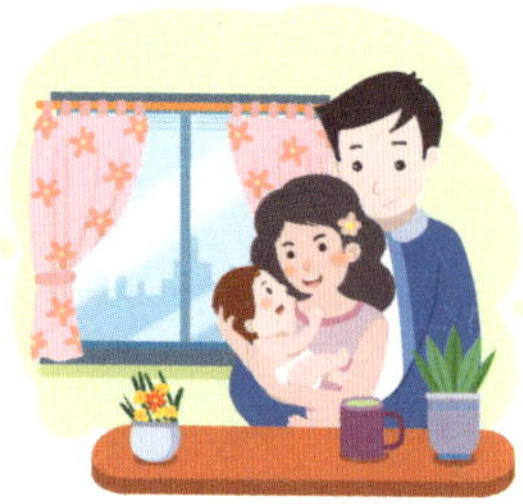

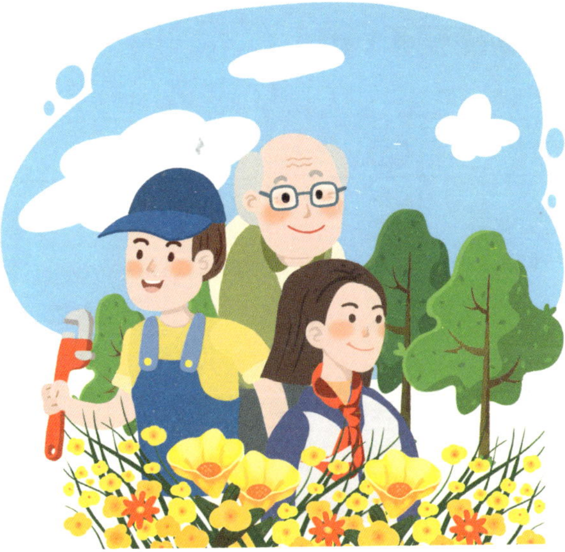

（3）实施职业健康保护行动

针对不同职业人群，国家应倡导健康工作方式，落实用人单位主体责任和政府监管责任，预防和控制职业病危害，确保劳动者依法享有职业健康保护的权利。

（4）实施老年健康促进行动

老年人健康快乐是社会文明进步的重要标志，国家要面向老年人普及膳食营养、体育锻炼、定期体检、健康管理、心理健康以及合理用药等知识，健全老年健康服务体系，完善居家和社区养老政策，推进医养结合，实现健康老龄化。

3. 职业健康保护行动

职业健康保护行动作为《健康中国行动（2019—2030 年）》的 15 个专项行动之一，是一项着眼于保护全国近 8 亿劳动者的职业健康和福祉、以提供全方位职业健康服务为目标的中长期行动。

根据《中华人民共和国职业病防治法》及其配套法规的规定，针对当前职业病防治形势严峻、复杂，新的职业健康危害因素不断出现等问题，本行动中分别提出劳动者个人、用人单位、政府应采取的举措及行动。

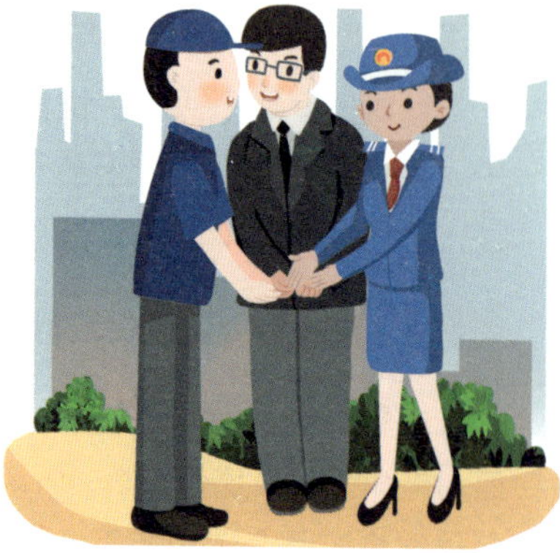

4. 职业健康保护行动的意义

实施职业健康保护行动，是党中央、国务院加强职业病防治工作，切实保障劳动者健康权益的又一重大战略决策。强化政府监管职责，督促用人单位落实主体责任，提升职业健康工作水平，有效预防和控制职业病危害，对维护劳动者身体健康、促进经济社会持续健康发展有重要的意义。

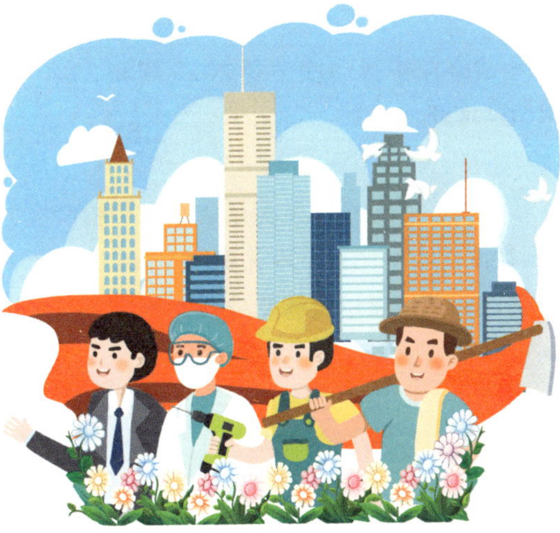

5. 职业健康保护行动预期性指标

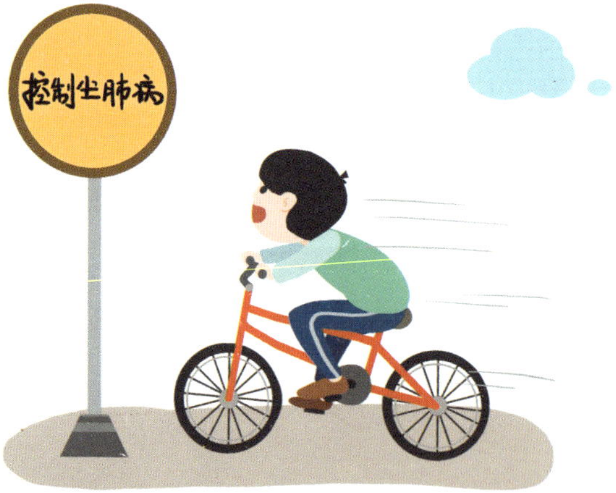

职业健康保护行动提出到 2022 年和 2030 年要达到 3 项预期性指标：

（1）接尘工龄不足 5 年的劳动者新发尘肺病报告例数占年度报告总例数比例实现明显下降并持续下降。

（2）辖区职业健康检查和职业病诊断服务覆盖率分别达到 80% 及以上和 90% 及以上。

（3）劳动工时制度得到全面落实，工伤保险参保人数稳步提升，并于 2030 年实现工伤保险法定人群参保全覆盖。

6. 职业健康保护行动倡导性指标

职业健康保护行动提出到 2022 年和 2030 年要达到的 4 项倡导性指标：

（1）重点行业劳动者对本岗位主要危害及防护知识知晓率达到 90% 及以上并持续保持。

（2）鼓励各用人单位做好员工健康管理、评选“健康达人”，其中国家机关、学校、医疗卫生机构、国有企业等用人单位应率先支持员工树立健康形象，并对先进典型给予奖励。

（3）对从事长时间、高强度重复用力、快速移动等作业方式以及视屏作业的人员，采取推广先进工艺技术、调整作息时间等措施，预防和控制过度疲劳和工作相关肌肉骨骼系统疾病的发生。

（4）采取综合措施降低或消除工作压力。

7. 职业健康保护行动目标

职业健康保护行动是一项中长期战略行动，通过长期发力、综合治理，努力提升国家整体职业健康管理水平，到 2022 年要达到的 4 项目标：

（1）重点行业的用人单位职业病危害项目申报率达到 90% 及以上。

（2）工作场所职业病危害因素检测率达到 85% 及以上。

（3）接触职业病危害的劳动者在岗期间职业健康检查率达到 90% 及以上。

（4）职业病诊断机构报告率达到 95% 及以上。

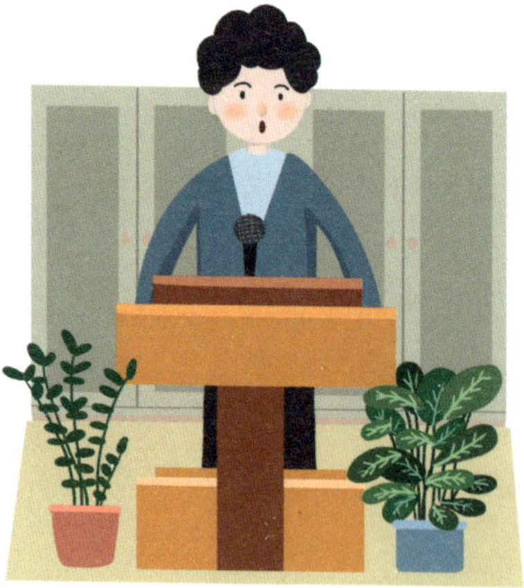

8. 主要职业健康风险

职业人群健康保护行动提出对职业病与工作相关疾病的“双重”预防控制。

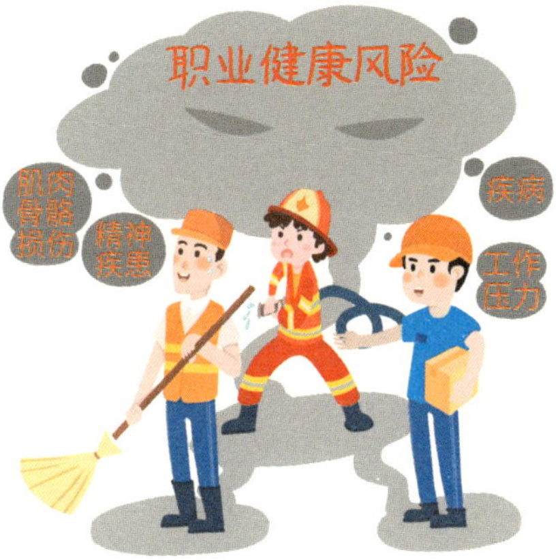

当前，传统的职业病危害尚未得到根本控制。2010 年以来，我国年均报告职业病新病例 2.8 万例，截至 2018 年年底，累计报告职业病 97.5 万例，其中职业性尘肺病 87.3 万例，约占报告职业病病例总数的 90%。由于职业健康检查覆盖率低和用工制度不完善等原因，实际发病人数远高于报告病例数。

随着经济转型升级，新的职业、工种和劳动方式不断产生，社会心理因素所致的精神疾患、不良工效学因素引起的肌肉骨骼损伤、疾病和工作压力导致的生理和心理亚健康等已成为现代主要的职业健康风险问题。

9. 职业人群健康保护全覆盖

职业人群健康保护行动提出对职业人群健康保护全覆盖。

除重点针对接触粉尘、化学危害因素、放射性危害因素、物理危害因素和生物危害因素职业人群外，还要保护如下职业人群：

（1）长时间伏案低头工作或长期前倾坐姿的职业人群。

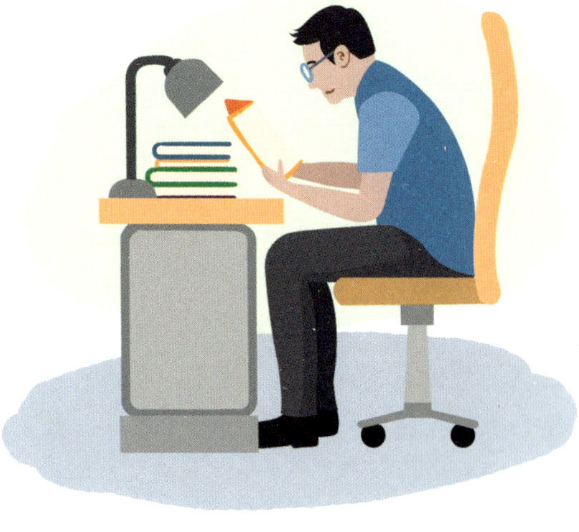

（2）教师、交通警察、医生、护士等以站姿作业为主的职业人群。

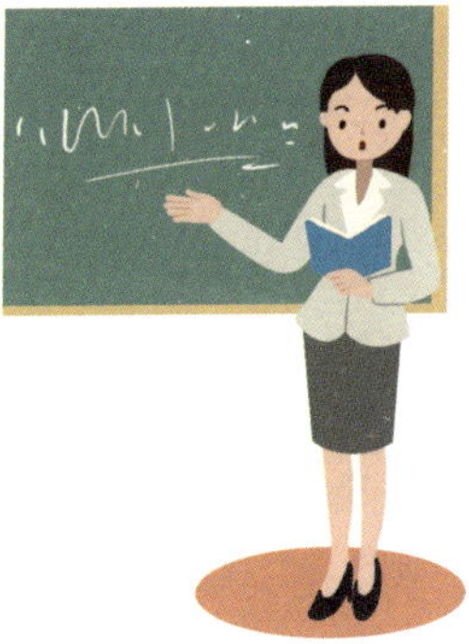

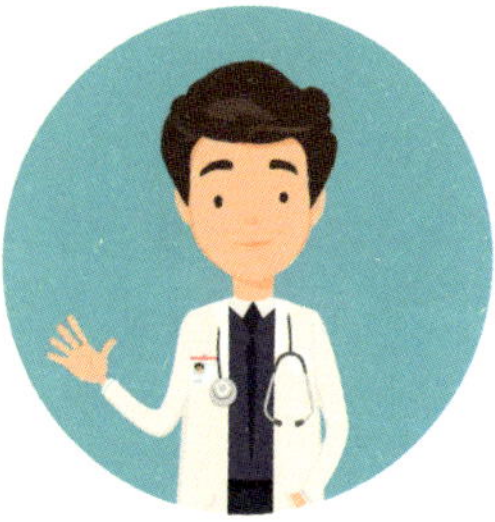

（3）驾驶员等长时间固定体位作业的职业人群。

（4）从事长时间、高强度重复用力、快速移动等作业方式以及视屏作业的职业人群。

10. 共同参与健康保护行动

李克强总理在 2019 年 7 月 25 日召开的“推进中国健康行动”电视电话会议上做出重要批示，提出了大力倡导“每个人都是自己健康的第一责任人”，广泛普及职业健康知识，鼓励个人、家庭参与践行健康行动。

职业健康保护行动要求用人单位落实职业病防治主体责任，同时也需要各位劳动者投入健康行动中，这样健康行动才能取得良好的成效。

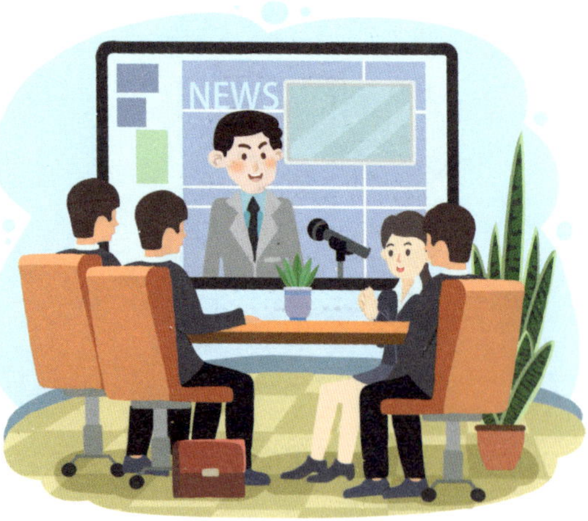

11. 劳动者个人行动内容

劳动者个人要重点做好 7 个方面的行动内容：

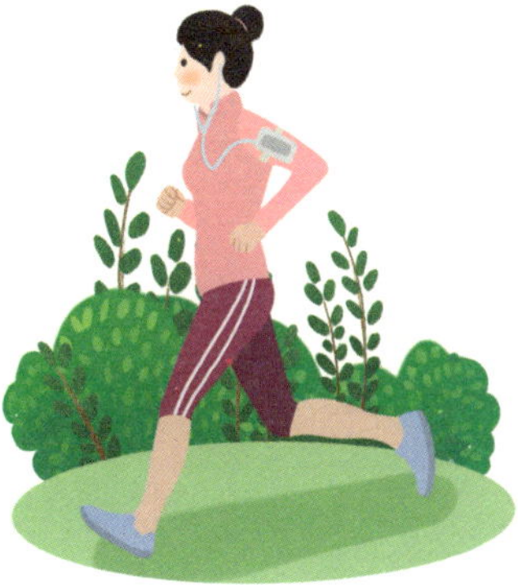

（1）倡导职业健康工作方式，争做“健康达人”。

（2）树立职业健康意识。

（3）强化职业病防治法律意识，做到知法、懂法。

（4）做好劳动过程防护，按章作业，正确使用个人防护用品。

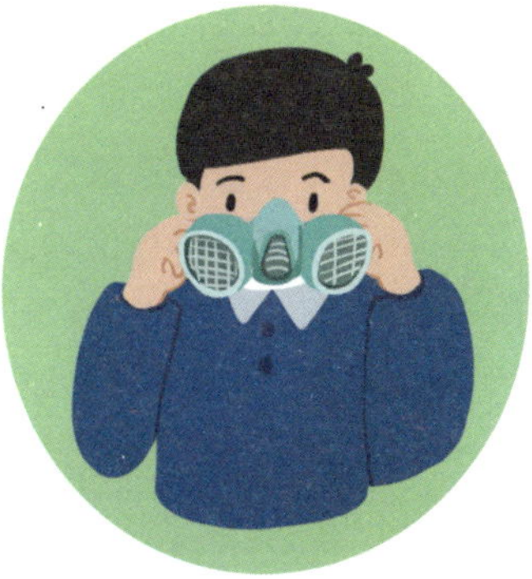

（5）学习掌握现场急救知识和急性危害的应急处置方法，能够做到正确的自救、互救。

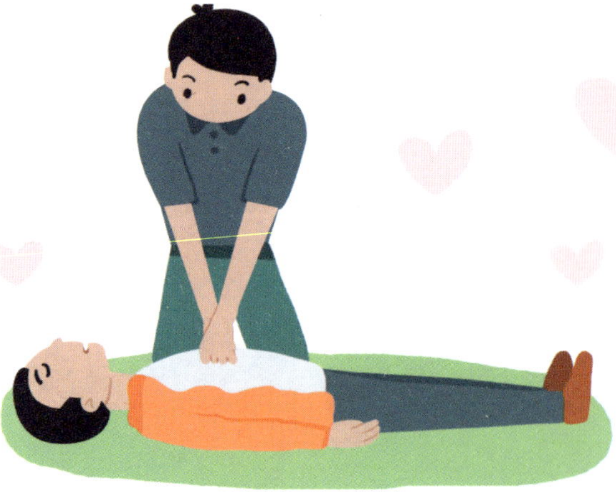

（6）注意防暑降温。

（7）通过伸展活动、合理安排作业时间、保持正确作业姿势等，预防肌肉骨骼疾患。

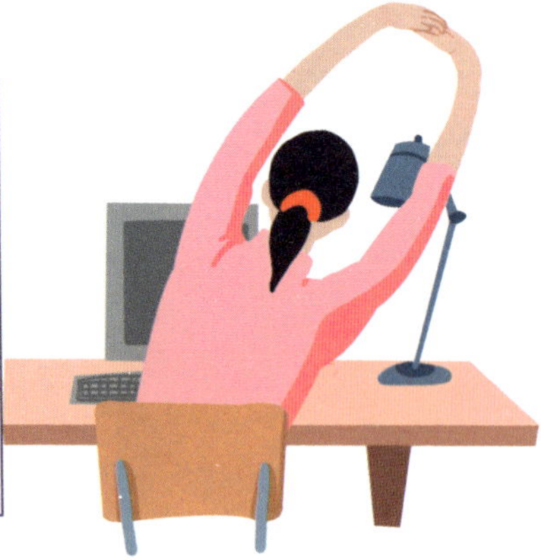

12. 用人单位行动内容

用人单位要重点做好 7 个方面的行动内容：

（1）为劳动者提供整洁卫生、绿色环保、舒适优美和人性化的工作环境，组织评选“健康达人”并给予奖励。

（2）建立健全各项职业健康管理制度，提供保健和应急救援场所及设施。

（3）优先采用有利于保护劳动者健康的新技术、新工艺、新设备、新材料。

（4）申报职业病危害项目，开展定期职业病检测与评价，告知劳动者职业病危害。

（5）设置职业卫生管理机构，配备专（兼）职的职业卫生管理人员，开展职业健康保护工作。

（6）依法组织劳动者进行职业健康检查。

（7）规范劳动用工管理，依法签订劳动合同，缴纳工伤保险费。

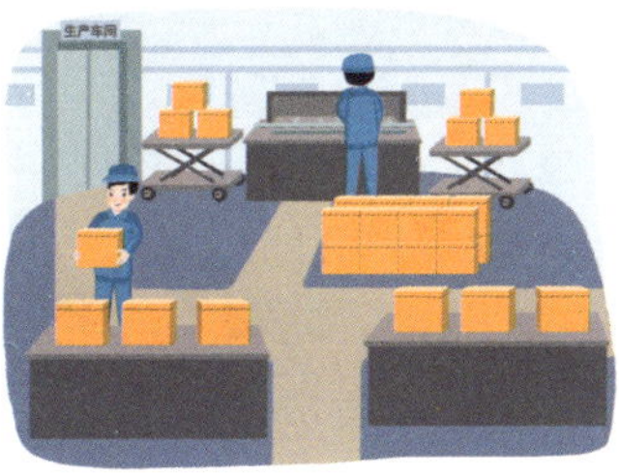

13. 政府行动内容

政府要重点做好 7 个方面的行动内容：

（1）完善职业健康法律法规、标准和规范。

（2）推广有利于职业健康的新技术、新工艺、新设备和新材料。

（3）完善职业健康技术支撑体系。

（4）加强职业健康监管体系建设。

（5）强化监督管理，优化服务，保障劳动者权益。

（6）开展“互联网 + 职业健康”信息化建设。

（7）将“健康企业”建设作为健康城市建设的重要内容，营造职业健康文化。

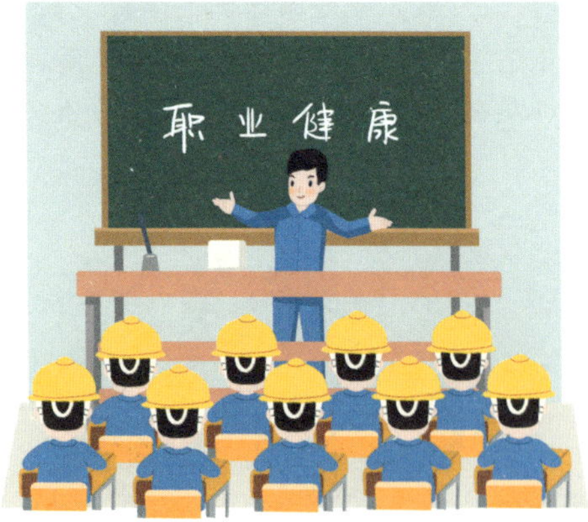

14. 伏案工作或前倾坐姿人群的健康保护

对于长时间伏案低头工作或长期前倾坐姿的职业人群，职业健康保护行动提出如下健康保护内容：

（1）注意通过做伸展活动等方式缓解肌肉紧张，避免颈椎病、肩周炎和腰背痛的发生。

（2）在伏案工作时，注意保持正确坐姿，上身挺直，调整椅子的高低，使双脚刚好合适地平踩在地面上。

（3）长时间使用电脑时，电脑的仰角应与视线相对，不宜过分低头或抬头，每隔 1 ~ 2 小时休息一段时间，向远处眺望，活动腰部和颈部，做眼部保健操和工间操。

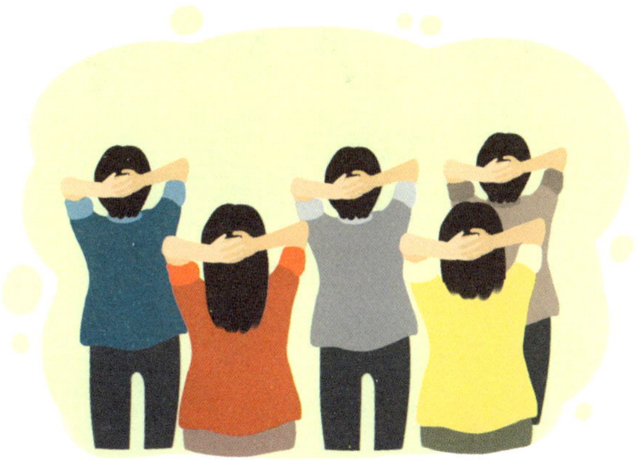

15. 以站姿作业为主人群的健康保护

对于教师、交通警察、医生、护士等以站姿作业为主的职业人群，职业健康保护行动提出如下健康保护内容：

（1）站立时，建议两腿重心交替使用，防止静脉曲张。

（2）通过适当走动等方式保持腰部、膝盖放松，促进血液循环。

（3）长时间用嗓的，注意补充水分，常备润喉片，预防咽喉炎。

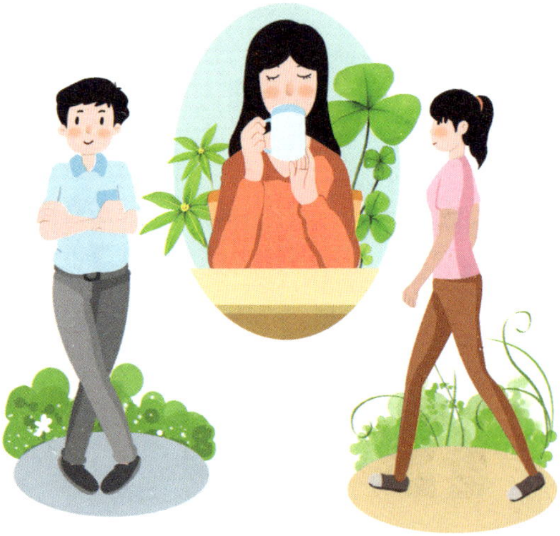

16. 长时间固定体位作业人群的健康保护

对于驾驶员等长时间固定体位作业的职业人群，职业健康保护行动提出如下健康保护内容：

（1）合理安排作业时间，做到规律饮食，定时定量。

（2）保持正确的作业姿势，将座位调整至适当的位置，确保腰椎受力适度，并注意减少震动，避免颈椎病、肩周炎、骨质增生、坐骨神经痛等疾病的发生。

（3）作业期间注意间歇性休息，避免憋尿，严禁疲劳作业。

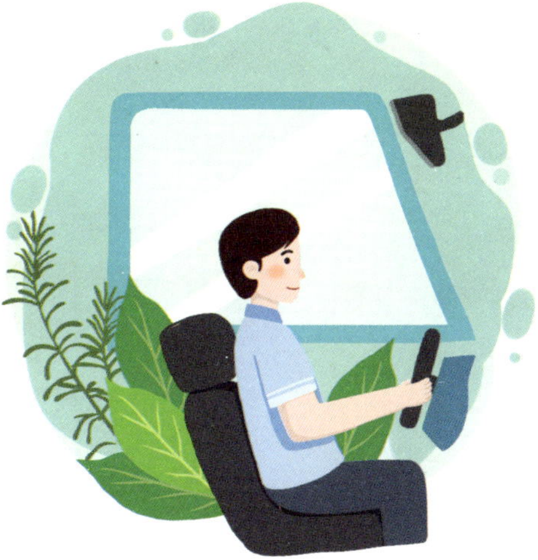

17. 其他特殊作业方式人群的健康保护

对于从事长时间、高强度重复用力、快速移动等作业方式以及视屏作业的职业人群，职业健康保护行动提出如下健康保护内容：

（1）采取推广先进工艺技术、调整作息时间等措施，预防和控制过度疲劳和工作相关肌肉骨骼系统疾病的发生。

（2）采取综合措施降低或消除工作压力。

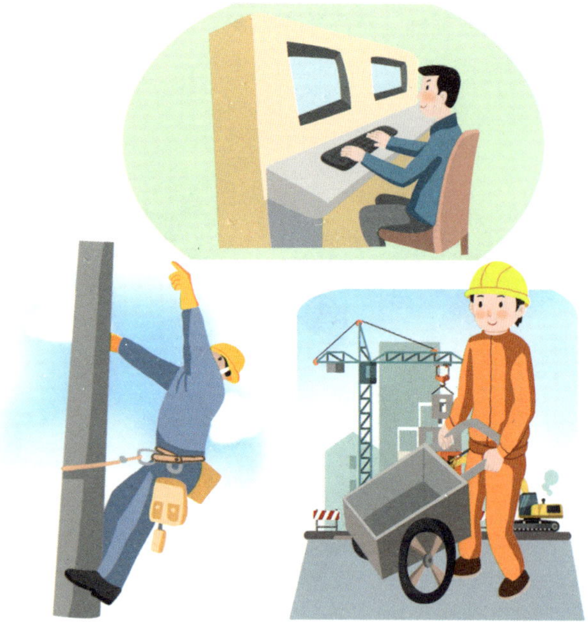

18. 高温作业人群的健康保护

对于从事高温作业、高温天气作业的职业人群，职业健康保护行动提出如下健康保护内容：

（1）加强防暑降温措施。

（2）佩戴隔热面罩和穿着隔热、通风性能良好的防热服，注意使用空调等防暑降温设施进行降温。

（3）建议适量补充水、含食盐和水溶性维生素等防暑降温饮料。

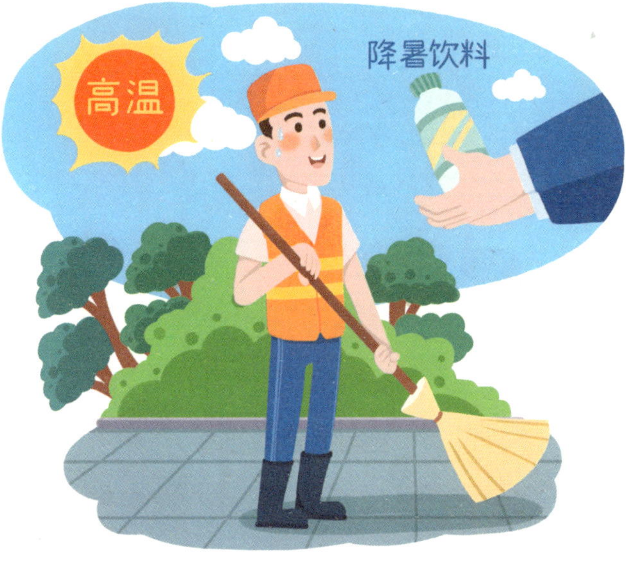

19. 建立职业病防治责任体系

用人单位应建立健全职业病防治责任制度、职业病防治计划和实施方案，成立职业健康管理组织，明确单位主要负责人、分管负责人、管理人员及劳动者的职责和义务，做到责任到位、投入到位、监管到位、防护到位、应急救援到位。

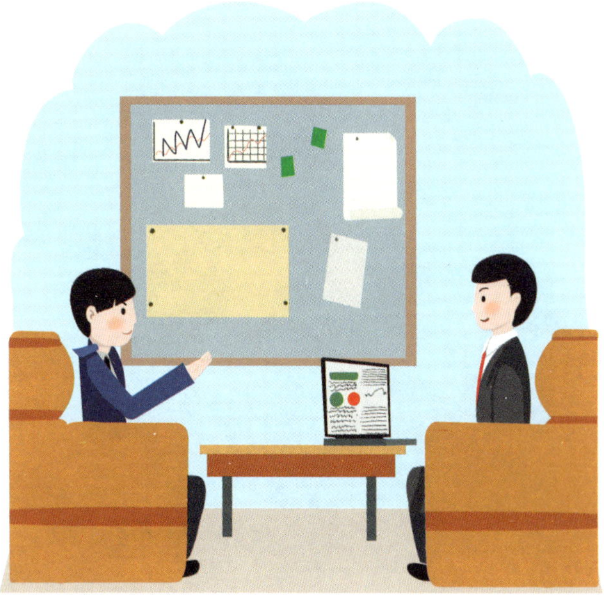

20. 建立健全职业病防治规章制度

用人单位应建立健全职业病防治规章制度和相关岗位操作规程，其中规章制度包括：

职业病危害防治责任；
职业病危害警示与告知；
职业病危害项目申报；
教育与培训；
职业病防护设施维护；
职业病防护用品管理；
职业病危害监测及评价管理；
建设项目职业卫生“三同时”管理；
职业健康监护及其档案管理；
职业病危害事故处置与报告；
应急救援与管理。

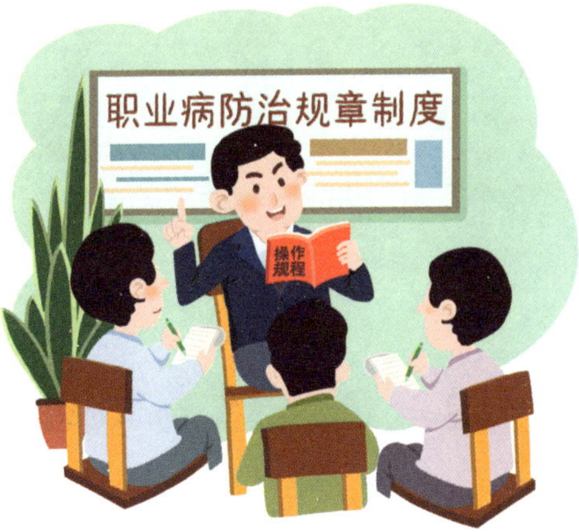

21. 设置职业健康管理机构或组织

职业病危害严重的用人单位，或存在职业病危害且劳动者超过 100 人的用人单位，应设置职业健康管理机构或组织，负责本单位职业健康管理体系的建立和运行。

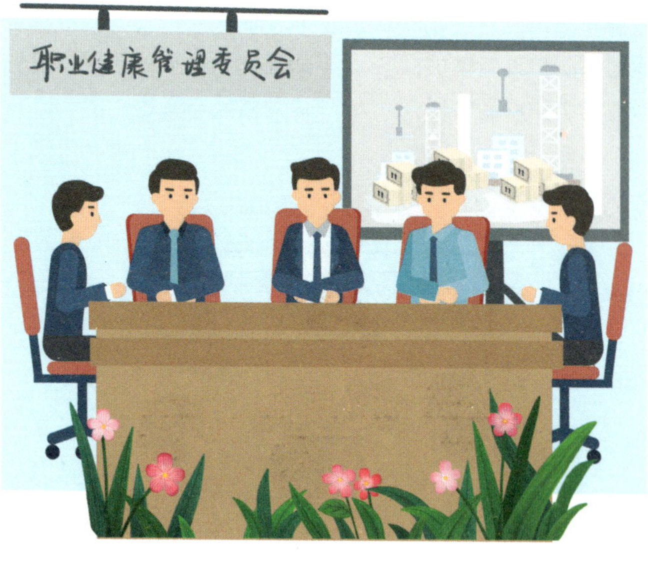

22. 配备职业健康管理人员

存在职业病危害的用人单位应当配备专职或兼职的职业健康管理人员，负责本单位的职业病防治工作。职业病危害严重的或劳动者超过 100 人的用人单位配备专职人员，100 人以下的可配备兼职人员。

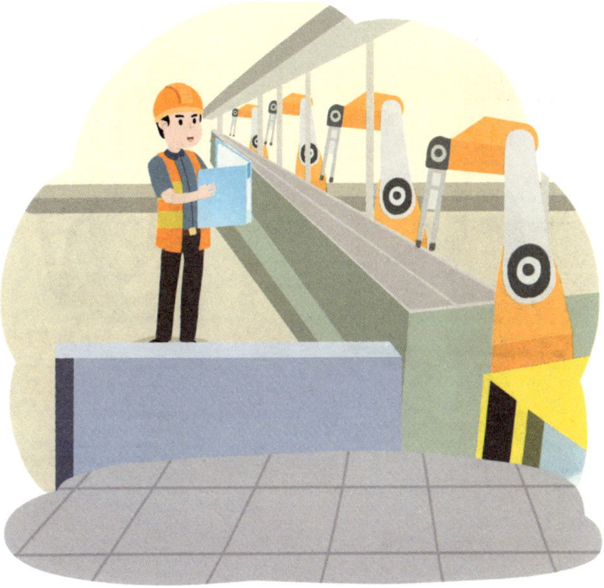

23. 职业病危害申报

存在职业病危害因素的用人单位应当在竣工验收之日起 30 日内，或因工作场所、工艺和设备等发生变化 15 日内，向所在地职业卫生监督管理部门申报职业病危害因素种类、分布以及接触人数等情况。

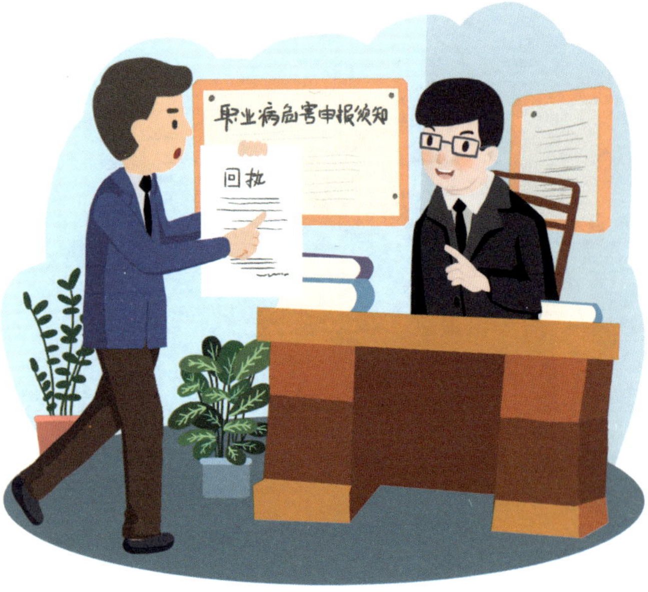

24. 职业病危害告知

用人单位通过签订劳动合同、在醒目的位置设置公告栏、教育培训、书面告知职业健康检查结果等方式，使劳动者知晓工作场所产生或存在的职业病危害因素及其检测结果、防护措施、对健康的影响等。

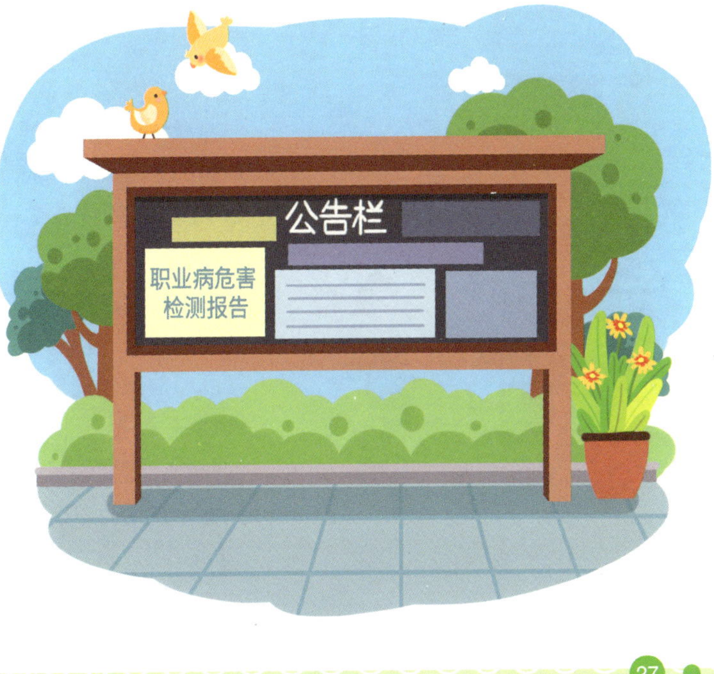

25. 设置职业病危害警示标识

存在职业病危害因素的工作场所、作业岗位、设备、材料（产品）包装、贮存场所，均应在醒目位置设置图形标识、警示线、警示语句、文字说明等警示标识，提醒劳动者注意职业病危害和采取相应防护措施。

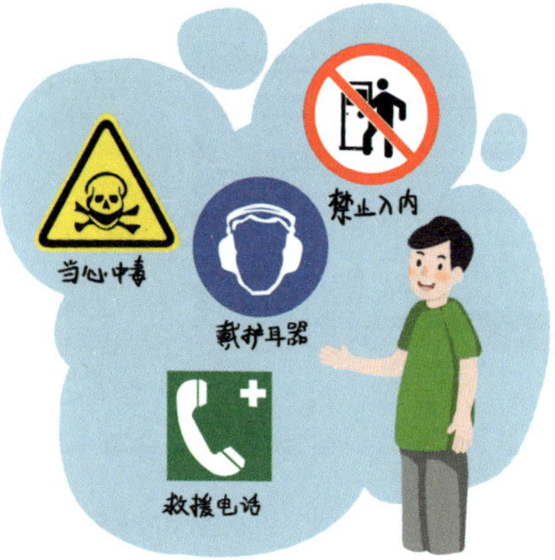

产生严重职业病危害的作业岗位，应设置职业病危害告知卡。

可能产生职业病危害的设备，以及化学品、放射性同位素和含有放射性物质的材料，需要设置中文警示说明。

26. 职业健康培训

用人单位的主要负责人和职业卫生管理人员应当接受职业卫生培训，遵守职业病防治法律、法规，依法组织本单位的职业病防治工作。

用人单位应当对劳动者进行上岗前和在岗期间职业卫生培训，重点培训职业病危害预防和控制的基本知识，了解工作场所存在的职业病危害因素，正确使用、维护职业病防护设备和个人防护用品，遵守职业健康管理制度和操作规程。

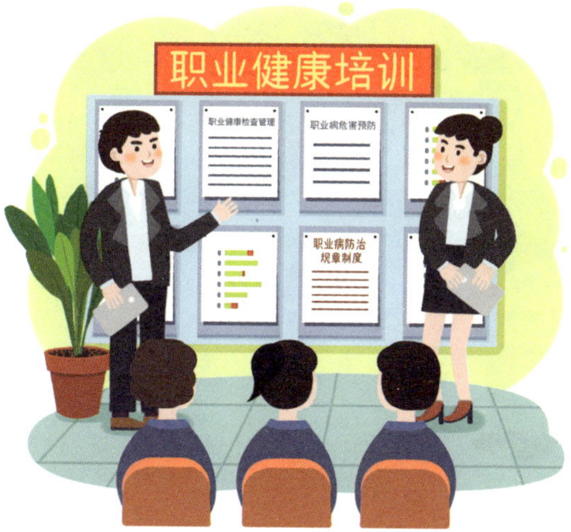

27. 职业病危害定期检测

用人单位定期委托具备资质的职业卫生技术服务机构，每年对存在职业病危害的全部工作场所至少进行一次检测。

收到定期检测报告后，用人单位及时向劳动者公示检测结果，一个月内向职业卫生监督管理部门报告检测结果。

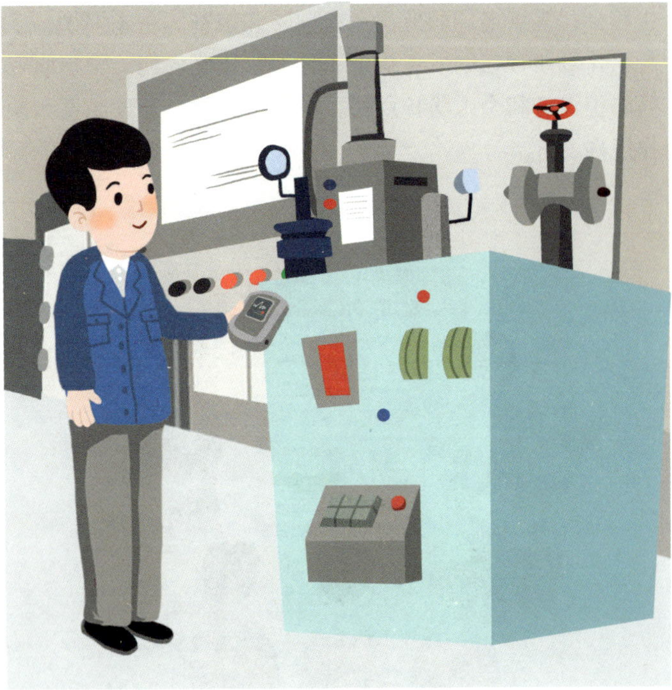

28. 职业病防护设施“三同时”管理

建设项目职业病防护设施应与主体工程同时设计、同时施工、同时投入生产和使用。

职业病防护设施设计应当符合国家职业卫生标准和卫生要求，在竣工验收前应当进行职业病危害控制效果评价，验收合格后，方可投入生产和使用。

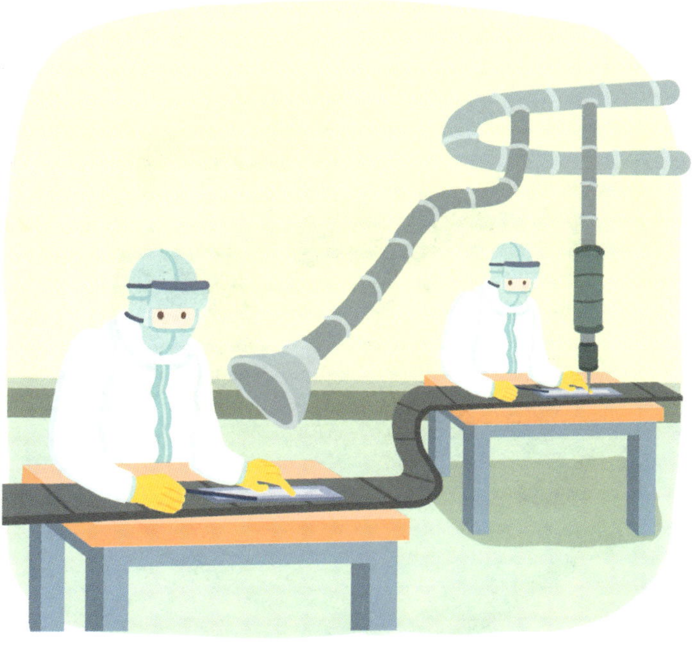

29. 职业病危害预评价

可能产生职业病危害的建设项目在可行性论证阶段要对职业病危害因素、劳动者所受健康影响与危害程度、所需防护措施等进行预测性分析与评价，形成书面评价报告备查。

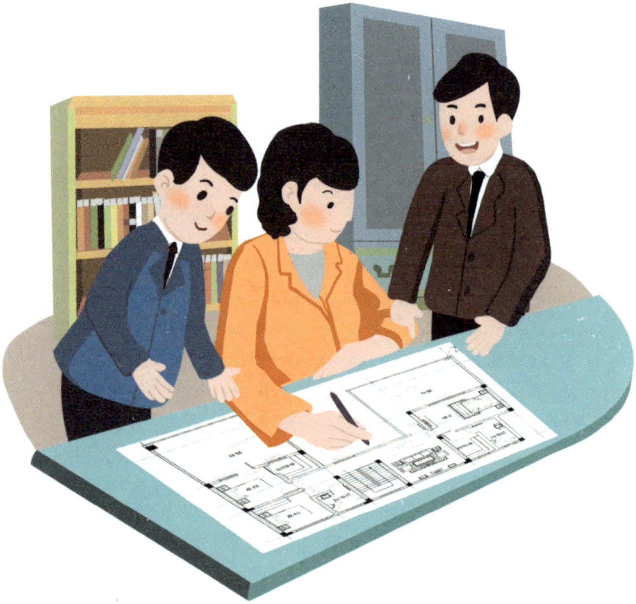

30. 职业病防护设施设计

在施工前针对可行性研究报告以及职业病危害预评价报告提出工程防护技术措施，能够满足施工建设和相关标准要求，形成书面设计专篇备查。

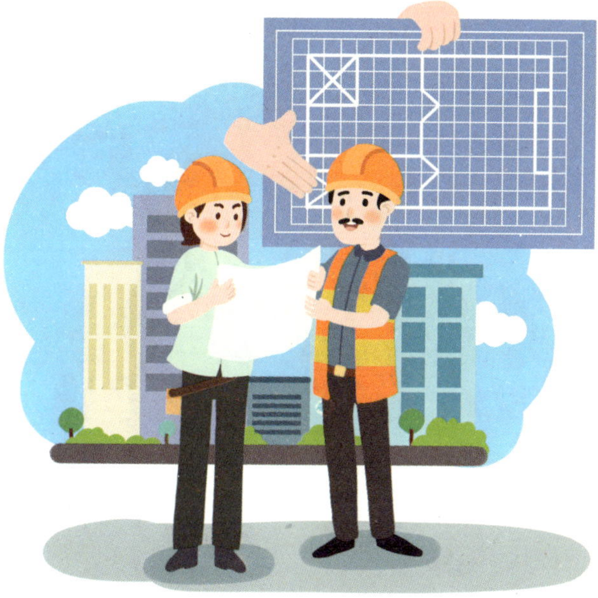

31. 职业病危害控制效果评价

在竣工验收前或试运行期间，建设单位要确认建设项目对职业健康风险的控制效果，评价防护设施的符合性与有效性，形成书面评价报告备查，其中职业病危害严重的在验收完成之日起 20 日内报职业卫生监督管理部门。

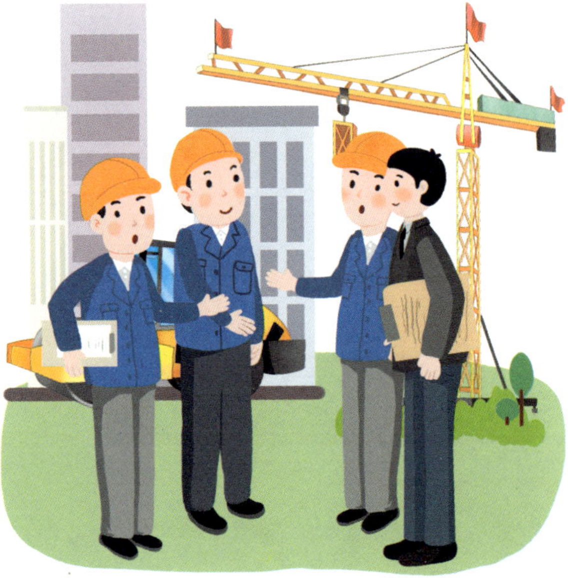

32. 职业病防护设施竣工验收

建设单位主要负责人应组织对职业病防护设施进行竣工验收，确保工作场所符合职业健康要求。

验收前编制验收方案，在验收前 20 日内书面报职业卫生监督管理部门。

验收工作过程形成验收意见备查，其中职业病危害严重的在验收完成之日起 20 日内报职业卫生监督管理部门。

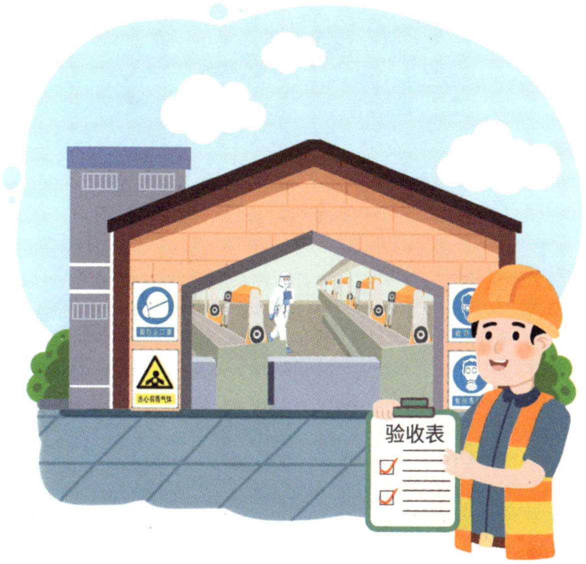

33. 工作场所基本要求

对于工作场所的建设，要求如下：

（1）工作场所应布局合理，有害作业与无害作业分开，工作与生活场所分开。

（2）有与职业病防治相适应的防护设施，职业病危害因素的强度或浓度符合国家职业卫生标准。

（3）有配套的更衣间、洗浴间、孕妇休息间等卫生设施。

（4）生产设备、工具、用具等设施符合保护劳动者生理、心理健康的要求。

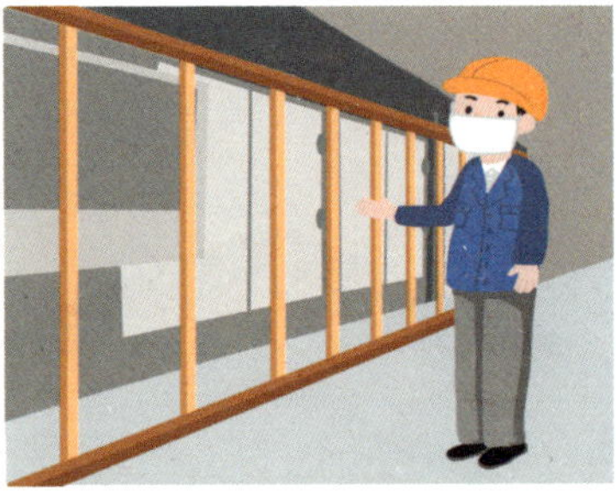

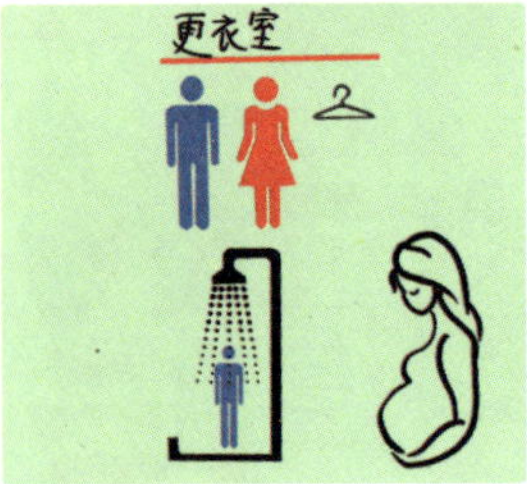

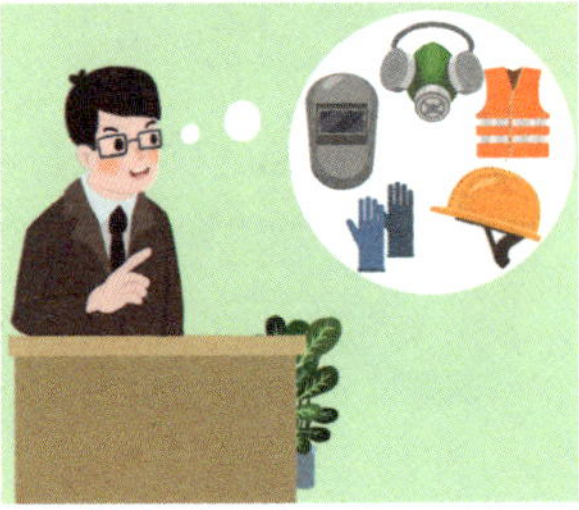

34. 职业病危害控制优先次序

职业病危害控制包括职业病防护工程控制和个人防护用品使用。

首先应考虑采取工程控制措施，从源头上控制职业病危害。

在工程控制措施无法完全消除职业病危害，以及在某些应急检修或临时紧急作业的情况下，才考虑使用个人防护用品。

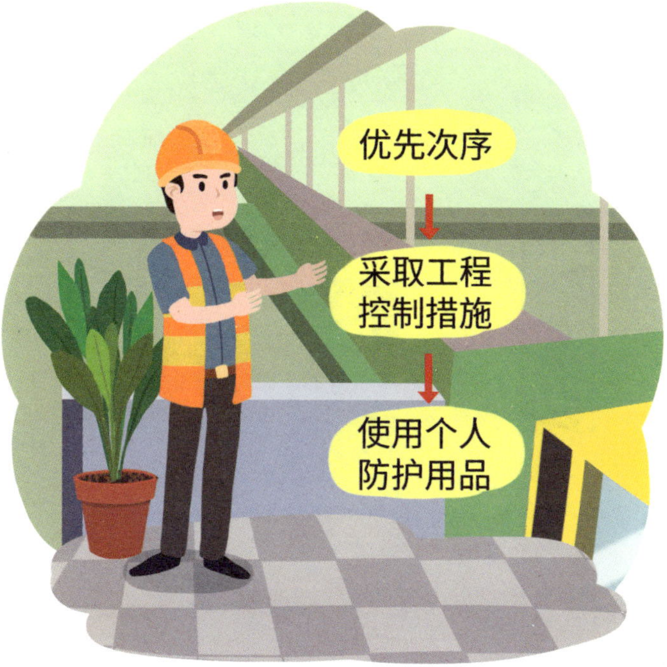

35. 设置职业病防护设施

用人单位应采用有效的职业病防护设施，通过消除、替代、隔离、密闭、通风等工程控制措施，减少或消除工作场所存在或产生的职业病危害因素，降低其对接触人员健康影响的风险水平。

用人单位应设置职业病防护设施，如防尘、防毒、防噪声、防振动、防非电离辐射（高频、微波、红外线、紫外线和激光）、防电离辐射等设施。

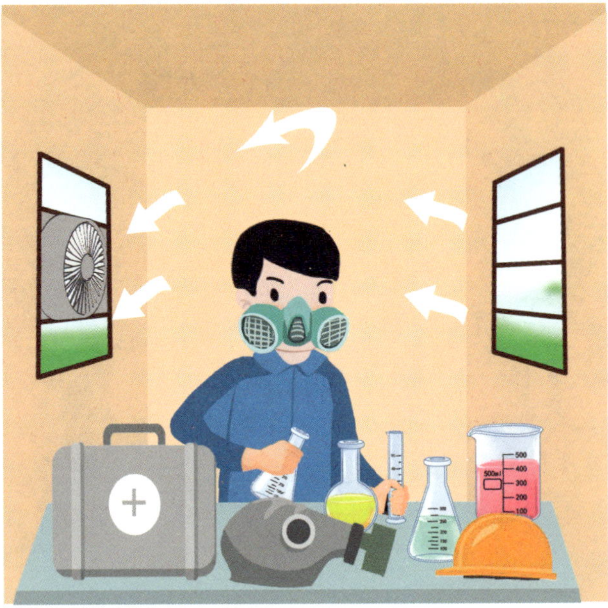

36. 设置应急救援设施

在生产中可能突然逸出大量有害物质或易造成急性中毒的作业场所，应设置应急救援设施，包括报警装置、事故通风系统、急救用品、冲洗设备、应急通道、泄险区等。

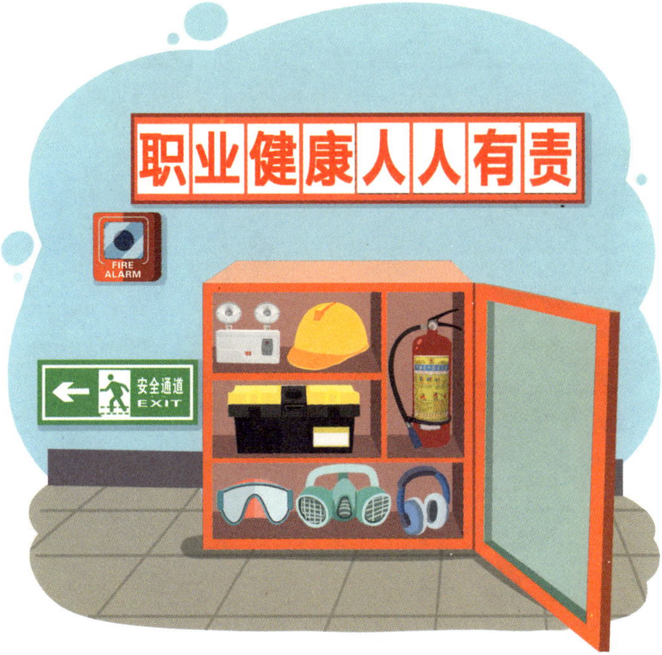

37. 配置个人防护用品

用人单位应为劳动者提供符合要求的职业病防护用品，保护人体的局部或全身免受职业病危害因素的损害，如呼吸防护用品、眼面部防护用品、听觉防护用品。

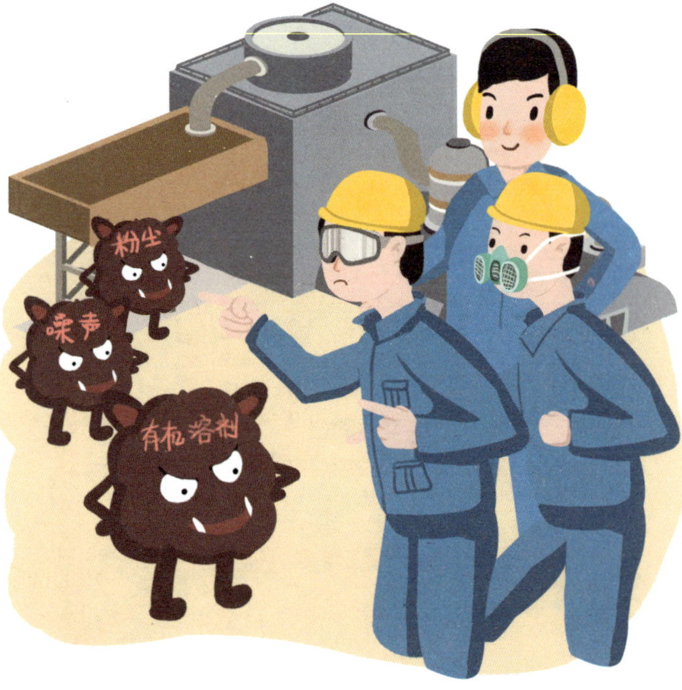

38. 开展职业健康检查

对从事存在职业病危害的作业的劳动者，用人单位应组织上岗前、在岗期间和离岗时的职业健康检查，了解受检者健康状况，尽早发现职业病、职业禁忌证、可能的其他疾病和健康损害。

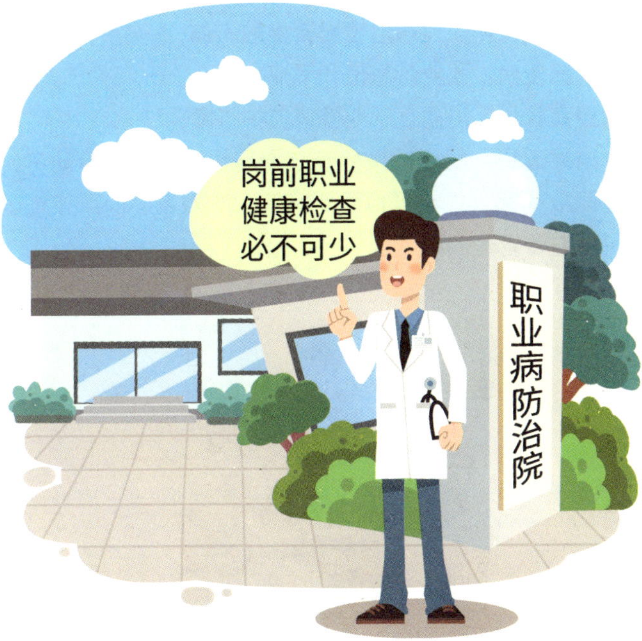

39. 职业健康检查与普通体检的区别

职业健康检查的特殊性如下：

检查依据：《中华人民共和国职业病防治法》《职业健康检查管理办法》《职业健康监护技术规范》；

检查机构：取得《医疗机构执业许可证》并经备案的医疗卫生机构；

检查类别：上岗前、在岗期间和离岗时检查；

检查对象：职业病危害因素接触人群；

目标疾病：职业禁忌证和职业病；

档案管理：需建立职业健康监护档案；

结果运用：职业健康检查结果需要书面告知劳动者，发现职业病病人或者疑似职业病病人时需及时向所在地职业卫生监督管理部门报告。

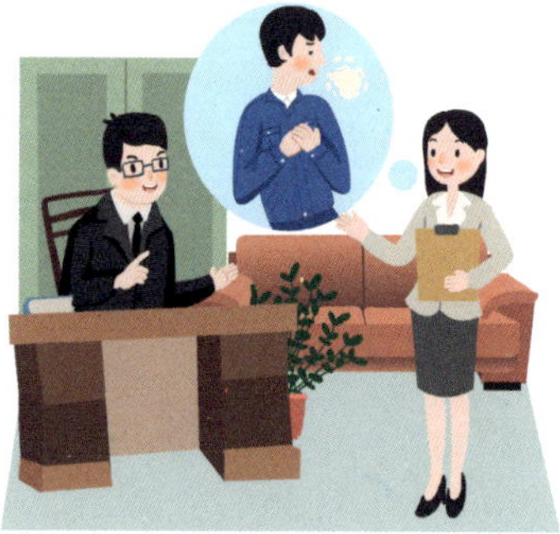

40. 上岗前职业健康检查

上岗前职业健康检查为强制性，在开始从事有害作业前完成，目的在于发现有无职业禁忌证、建立基础健康档案。

检查对象包括拟从事接触职业病危害因素的作业人员，以及从事高空、电工、驾驶等有特殊健康要求的作业人员。

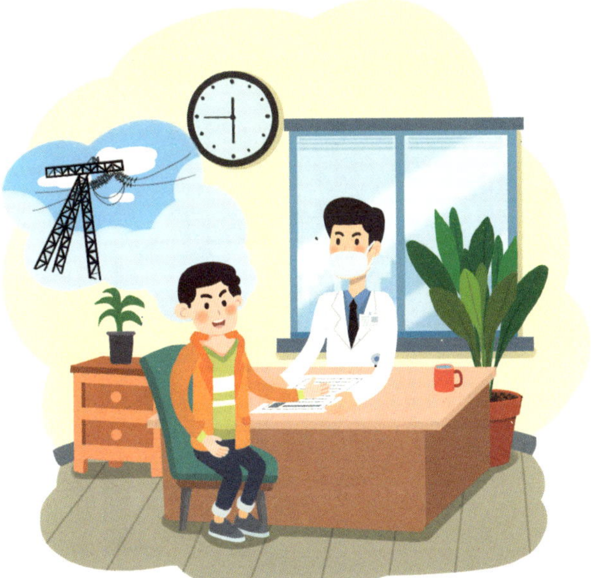

41. 在岗期间职业健康检查

长期从事规定的需要开展健康监护的存在职业病危害因素作业的劳动者，需进行在岗期间职业健康检查，其目的在于了解健康变化是否与接触的职业病危害因素有关、早期发现健康损害、及时治疗、减轻危害后果。

检查对象包括直接接触职业病危害因素的劳动者，以及由于作业场所未隔开或防护设施未到位，与直接接触者有同样的或几乎同样的接触的劳动者。

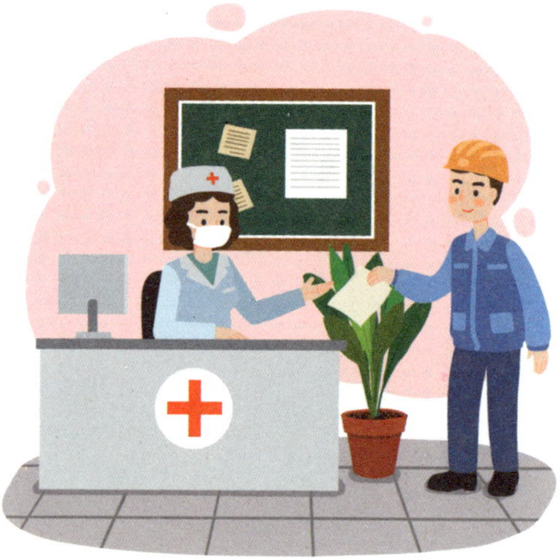

42. 离岗时职业健康检查

对准备离开所从事的职业病危害作业的劳动者，在离岗前 30 日内进行离岗时职业健康检查，目的是确定其在停止接触职业病危害因素时的健康状况。

如最后一次在岗期间的健康检查是在离岗前的 90 日内，可视为已进行离岗时检查。

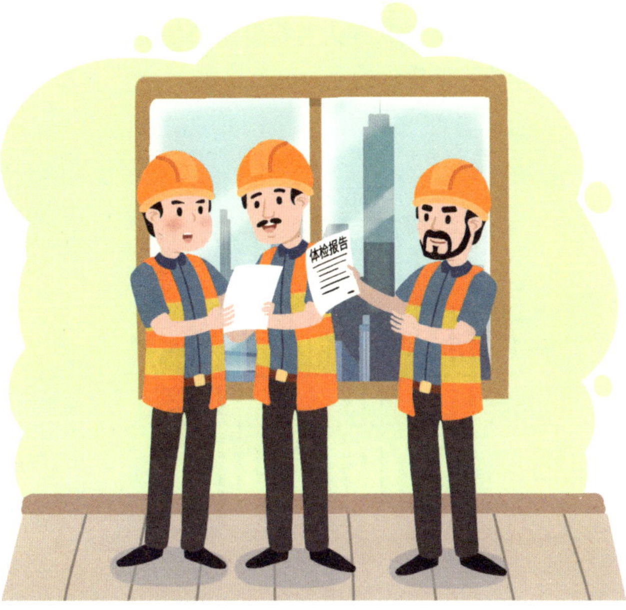

43. 建立职业健康监护档案

用人单位应建立职业健康监护档案，内容包括：

- 历次职业健康检查的文书；
- 健康检查总结和评价报告；
- 工作场所职业病危害因素检测结果；
- 职业病诊断证明书；
- 职业病报告卡；
- 相关健康损害处理和安置记录等。

劳动者或其委托代理人有权查阅档案和索取档案复印件，用人单位在所提供的复印件上签章。

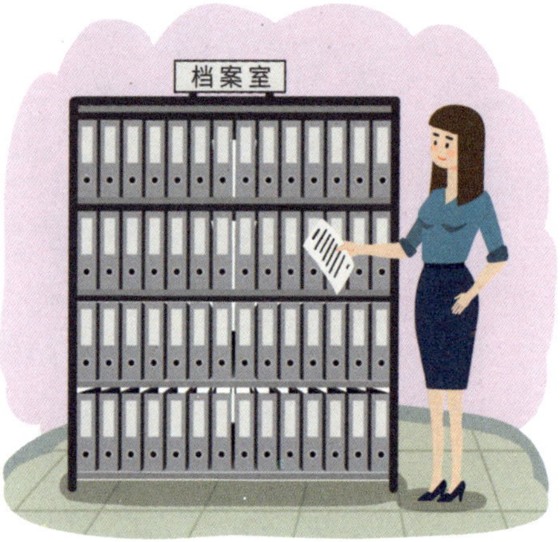

44. 职业病名录公布

职业病，是指企业、事业单位和个体经济组织等用人单位的劳动者在职业活动中，因接触粉尘、放射性物质和其他有毒、有害因素而引起的疾病。

职业病的分类和目录由国务院卫生行政部门会同国务院劳动保障行政部门制定、调整并公布。职业病有 10 大类，包括：

- 职业性尘肺病及其他呼吸系统疾病；
- 职业性皮肤病；
- 职业性眼病；
- 职业性耳鼻喉口腔疾病；
- 职业性化学中毒；
- 物理因素所致职业病；
- 职业性放射性疾病；
- 职业性传染病；
- 职业性肿瘤；
- 其他职业病。

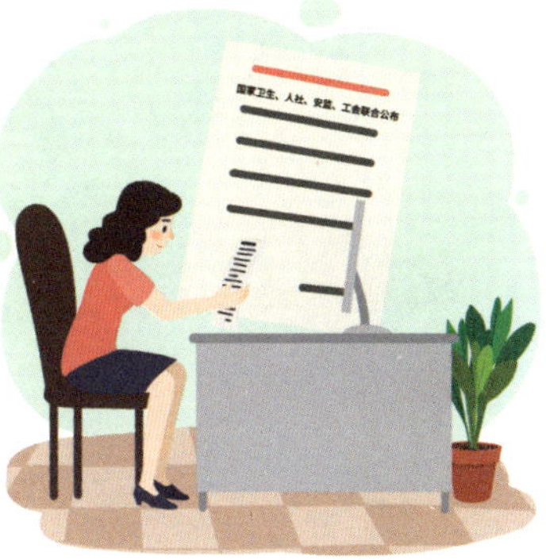

45. 职业病诊断管理

职业病诊断由取得省级卫生行政部门颁发职业病诊断机构批准证书的医疗卫生机构承担，依据《中华人民共和国职业病防治法》以及有关职业病诊断法规、分类和目录及诊断标准，对劳动者在职业活动中，因接触粉尘、放射性物质和其他有毒、有害因素而引起的疾病进行诊断。

当事人可以选择用人单位所在地、劳动者户籍所在地或经常居住地依法承担职业病诊断的医疗卫生机构进行诊断。

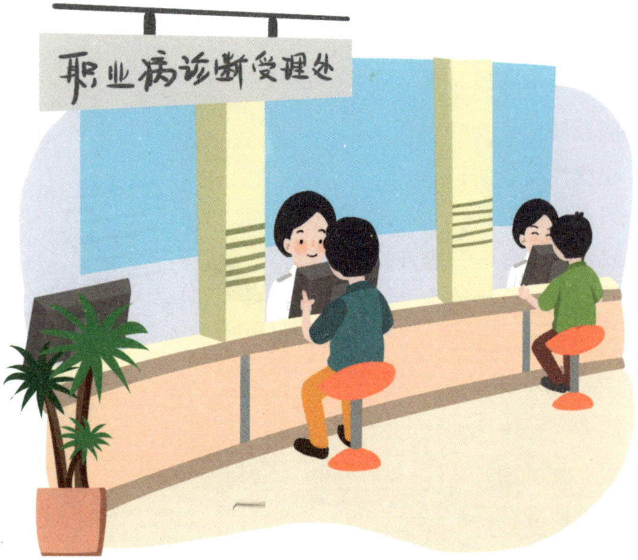

46. 职业病诊断所需资料

当事人需准备劳动者职业史和职业病危害接触史、证明有健康损害的医学资料、工作场所职业病危害因素检测结果等资料。

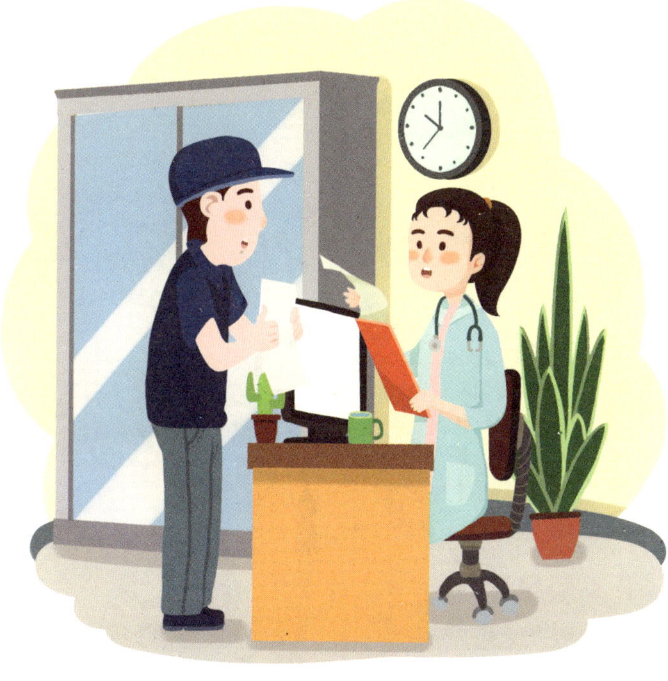

47. 职业病报告

职业病诊断机构和用人单位对于诊断为职业病的病例，应及时向所在地职业卫生监督管理部门报告。此外，用人单位还应当向所在地劳动保障行政部门报告。

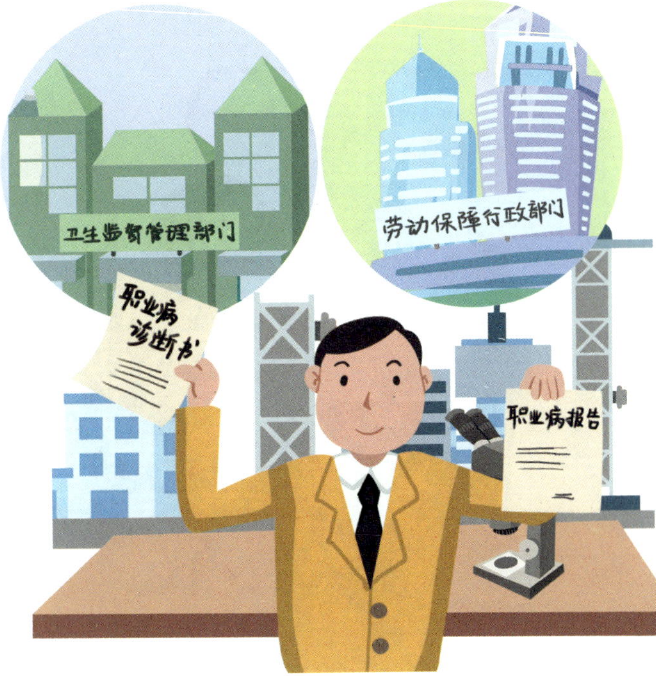

48. 职业病诊断鉴定

当事人对职业病诊断结果有异议的，可进行两级鉴定。

在接到职业病诊断证明书之日起 30 日内，可向职业病诊断机构所在地设区的市级卫生行政部门申请首次鉴定。

如对市级职业病鉴定结论不服的，可以在接到鉴定书之日起 15 日内，向原鉴定组织所在地省级卫生行政部门申请再鉴定，其鉴定结论为最终鉴定结果。

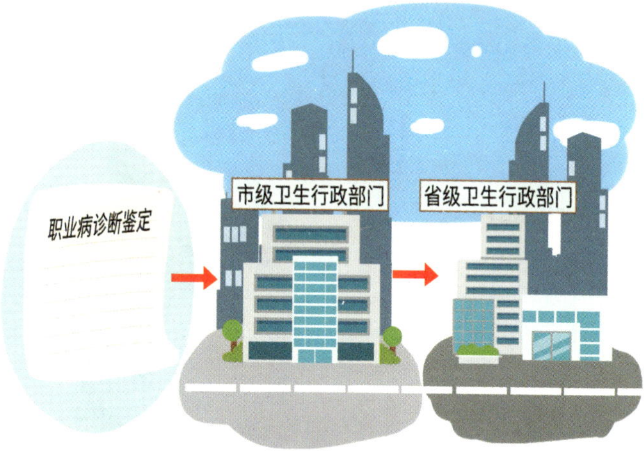

49. 疑似职业病报告

疑似职业病，是指接触职业病危害因素的劳动者在职业活动中发生了健康损害，其损害与其接触的职业病危害因素存在因果关系，并达到职业病的异常水平，且需要进行职业病诊断之前的一种暂时的疑似疾病状态。

医疗卫生机构发现疑似职业病病人时，应告知劳动者本人并及时通知用人单位。用人单位和医疗卫生机构发现疑似职业病病人时，应向所在地职业卫生监督管理部门报告。

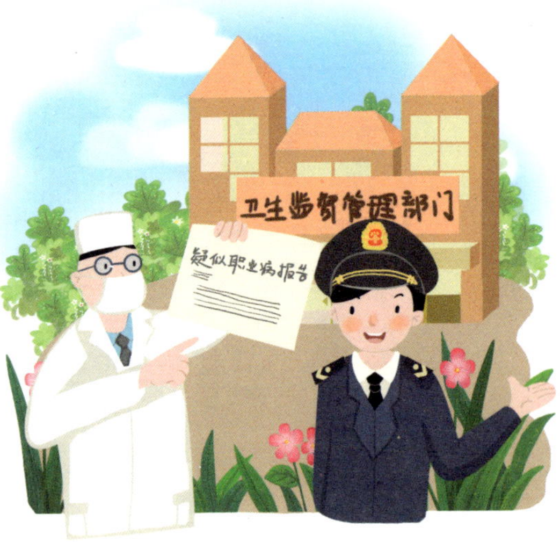

50. 疑似职业病处理

用人单位应当及时安排对疑似职业病病人进行职业病诊断，诊断或医学观察期间不得解除或终止与其订立的劳动合同，且承担医学观察期间的费用。

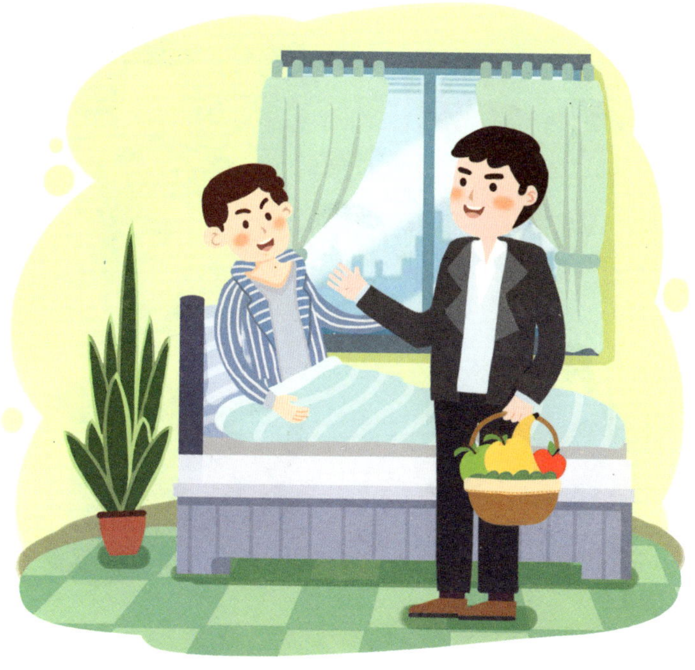

51. 工作相关疾病与预防

工作相关疾病泛指一切与工作有关联的疾病、伤害等健康问题，其特点是工作因素不是唯一和直接的病因，但可促使潜在的疾病显露或使已有的疾病加重，如下背痛、颈肩腕综合征等。

工作相关疾病可通过改善工作条件加以控制或缓解。

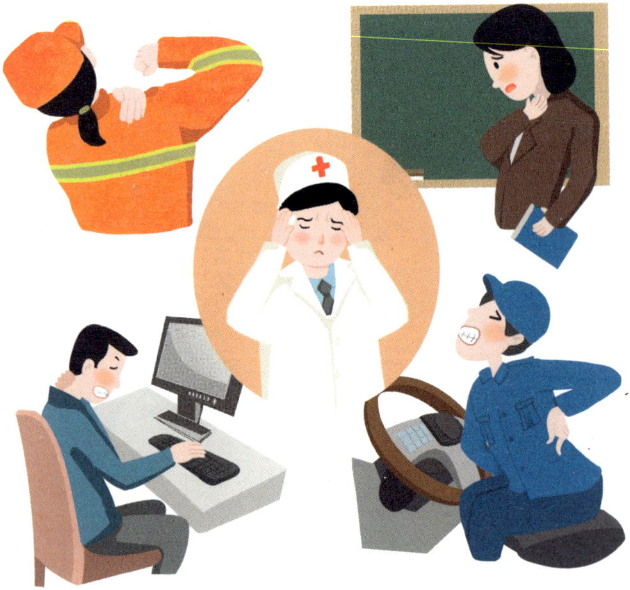

52. 职业紧张与健康

职业紧张又称为职业应激、工作压力，是指个体所在工作岗位的要求与个人的能力、资源或需求不匹配时出现的生理和心理反应，若持续存在，可导致个体身心健康损害。

职业紧张对精神健康的影响较为明显，对生理的影响不容忽视，也可导致行为的改变，常引起精疲力竭症、心血管疾病、支气管哮喘、胃肠道疾病等。

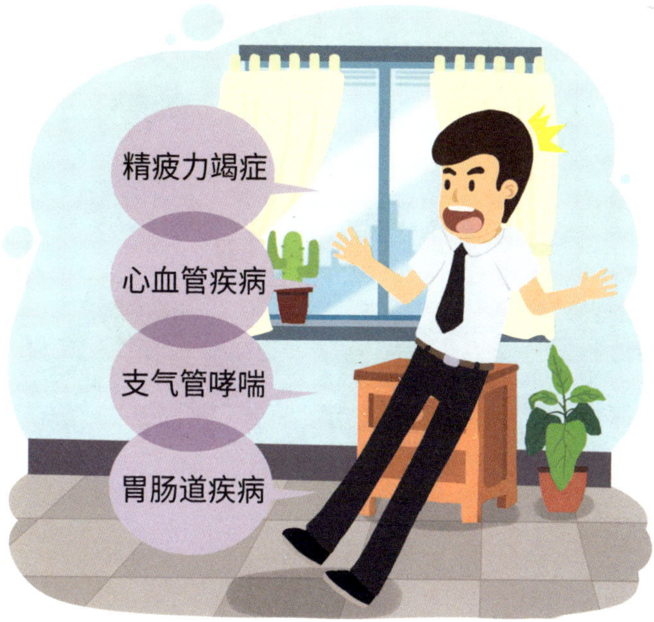

53. 职业紧张预防

用人单位应根据员工的工作能力、经验和性格特点，发挥其所能。通过沟通协调、技能培训、健康促进等活动，建立职业健康文化。

劳动者应提升健康素养，建立自信，调整自己的心态，做到理解宽容、心理平衡、情绪稳定。

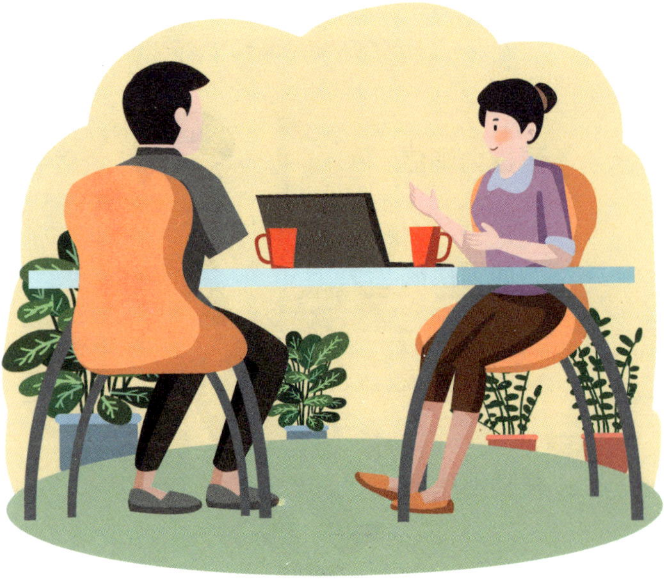

54. 工效学与健康

工效学是通过研究人、机器和设备环境之间的相互关系，实现人在工作、生活和休息娱乐中的健康、安全、舒适，同时提高工作效率。

如果机器、工具或者工作场所设计不合理，或者工作时使用不适当的生产工具，就会对作业人员身体产生应激作用，甚至引起损伤。

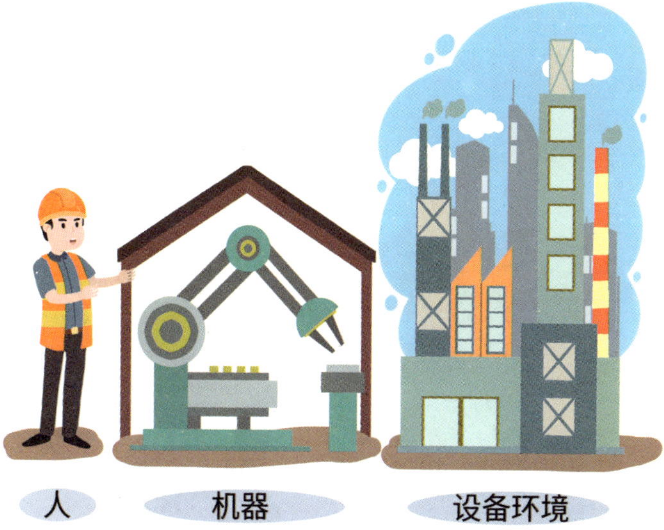

55. 作业姿势与健康

人在劳动时需要保持一定的姿势，最常见的是站姿和坐姿，还有跪姿、卧姿等。

站姿时人体运动比较灵活，适合于体力劳动。站姿会使下肢负重大，血液回流差。

坐姿时身体比较稳定，适合从事精细工作。坐姿可使下腹肌松弛，脊柱的生理弯曲下部由前凸变为后凸，使身体相应部位的受力发生改变，长时间保持坐姿容易引起损伤。

长时间保持任何一种姿势，都会使某些特定肌肉处于持续静态收缩状态，容易引起疲劳。

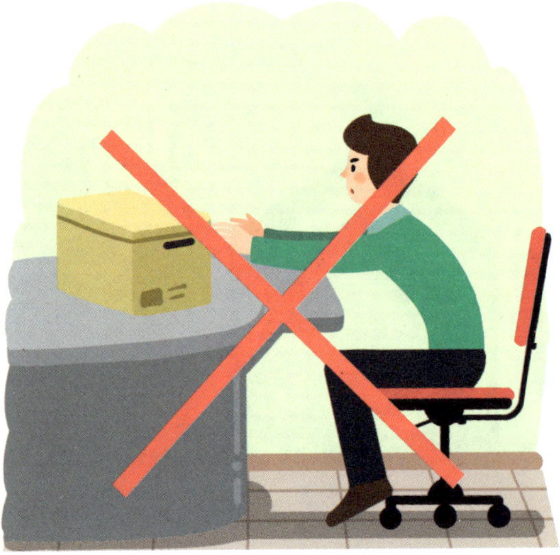

56. 劳动过程有害因素与健康

劳动过程中，由于长时间处于强迫体位，劳动负荷过大、个别器官高强度使用等不良工效学因素可引起职业性相关疾患。

强迫体位、长时间固定体位及负荷过重会造成身体某些特定部位的损伤，如下背痛，颈、肩、腕损伤，下肢静脉曲张，扁平足，腹疝等。

个别器官紧张，如果不注意合理休息，会造成这些器官的过度使用而产生疾病，如长时间伏案低头或视屏作业，会出现眼干、眼痛、视物模糊、复视等一系列症状。

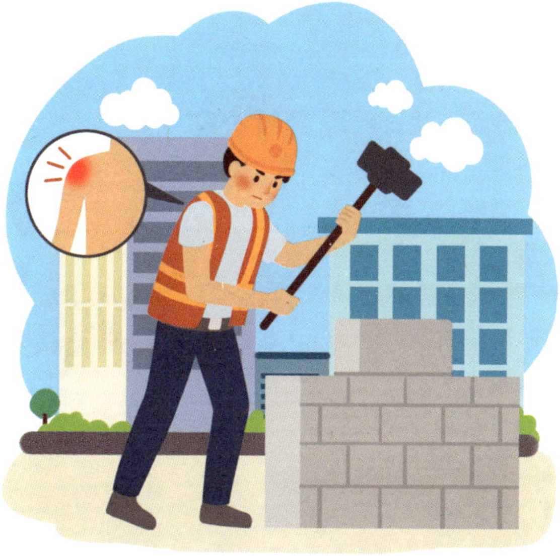

57. 工效学风险预防

现阶段重点解决工作过程的生物力学、人机系统、劳动组织等方面的问题。

生物力学主要研究人与生产工具间的力学关系，通过合理运用体力和生产工具，减轻疲劳程度、提高工作能力，减少慢性肌肉骨骼损伤的发生。

人机系统是指人与机器和工作环境形成统一体共同完成生产任务。工作中有必要使机器的显示器和控制器等设计符合人的生理和心理特点，工作环境的温度、照明、噪声等应符合职业健康要求。

劳动组织方面，合理的劳动强度、劳动制度、劳动时间可减轻劳动者的生理及心理负荷，提高工作效率。

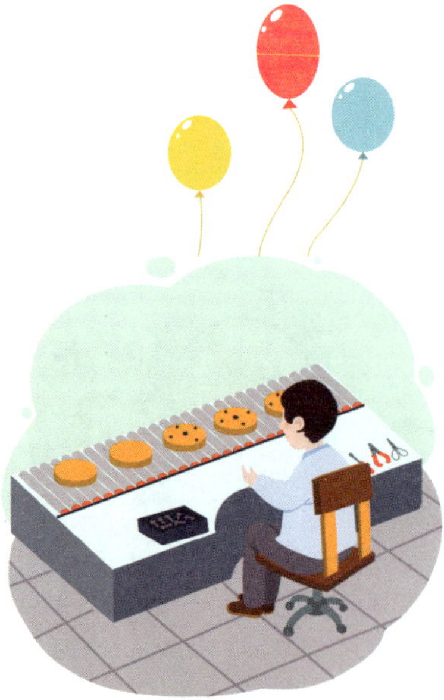

58. 肌肉骨骼疾患预防

工作过程中，当劳动者的身体条件达不到工作的要求，或长期暴露于工效学风险因素时，就有可能发生肌肉、肌腱、韧带、关节、软骨等损伤与疾病，如腕管综合征、职业性下背痛等。预防肌肉骨骼疾患，需采取如下综合措施：

（1）培训相关健康知识是预防肌肉骨骼疾患的重要方法，可以让员工了解工作岗位存在的工效学危害因素，进而采取自我保护行动。

（2）健康管理就是在早期识别和评价肌肉骨骼疾患的先兆和症状，从而降低患病的风险。

（3）使用具有工效学特征的工具和设备非常重要，可避免强迫体位和不舒服的姿势，减少不适当、长时间、重复的操作方式与姿态，预防工作相关肌肉骨骼疾患的发生。

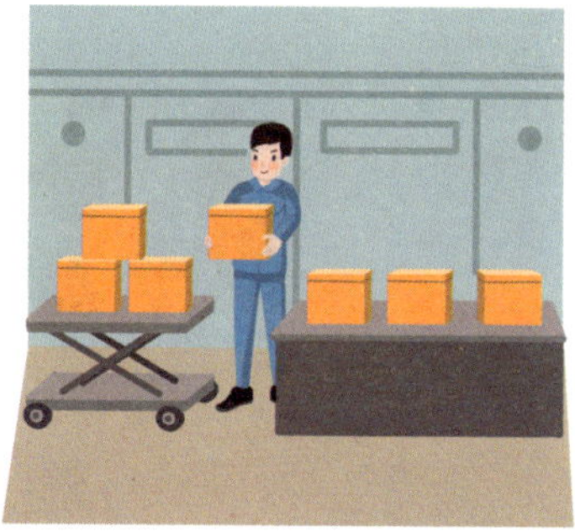

59. 职业健康促进

职业健康促进是指采取综合干预措施，以改善工作条件，改变劳动者不健康的生活方式和行为，控制健康危险因素，预防职业病，减少工作有关疾病的发生，促进和提高劳动者健康和生命质量的活动。职业健康促进有 4 个方面的基本内容：

（1）通过识别和控制作业环境职业病危害因素，建立安全、健康、舒适的工作环境。

（2）通过合理的工作安排，建设企业文化，培养员工健康的工作和生活态度、道德观和价值观，减少员工情感和心理压力等，建立和谐的工作环境。

（3）为员工创造卫生服务、信息、资源、培训机会等支持性环境，使员工改善或保持健康的个人生活方式，促进生理和心理的健康。

（4）将企业自身所从事的活动、专业知识和其他资源提供给所在地的社区，通过参与社区活动，促进员工及其家庭成员的身心健康。

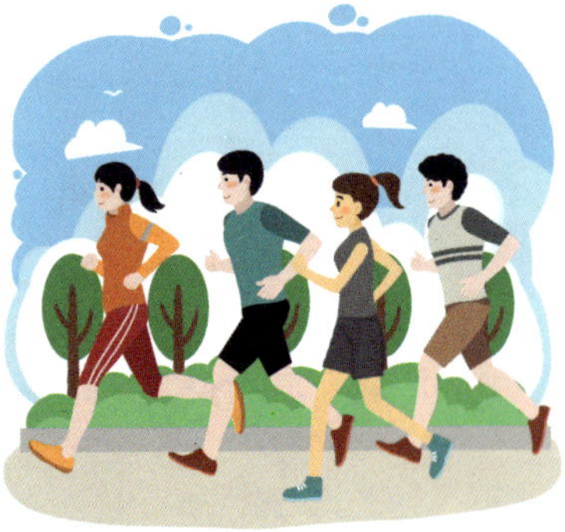

60. 健康企业建设

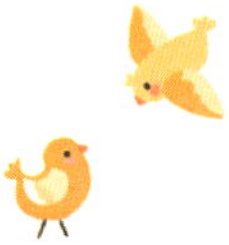

健康企业是健康“细胞”的重要组成之一，通过不断完善企业管理制度，有效改善企业环境，提升健康管理和服务水平，打造企业健康文化，满足企业员工健康需求，实现企业建设与人的健康协调发展。重点落实 4 个方面的工作任务：

（1）建立完善与劳动者健康相关的各项规章制度，规范企业劳动用工管理。

（2）完善企业基础设施，为劳动者提供布局合理、设施完善、整洁卫生、绿色环保、舒适优美和人性化的工作生产环境。

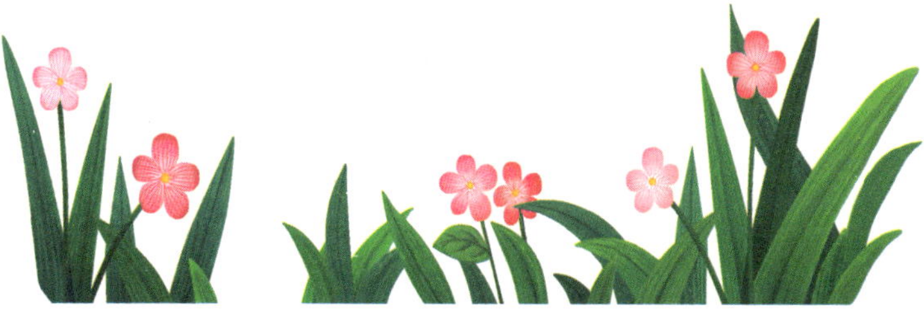

（3）建立劳动者健康管理服务体系，实施人群分类健康管理，依法依规开展职业病防治工作。

（4）广泛开展职业健康、慢性病防治、传染病防控和心理健康等健康知识宣传教育活动，提高员工健康素养，关爱员工身心健康，营造健康文化。

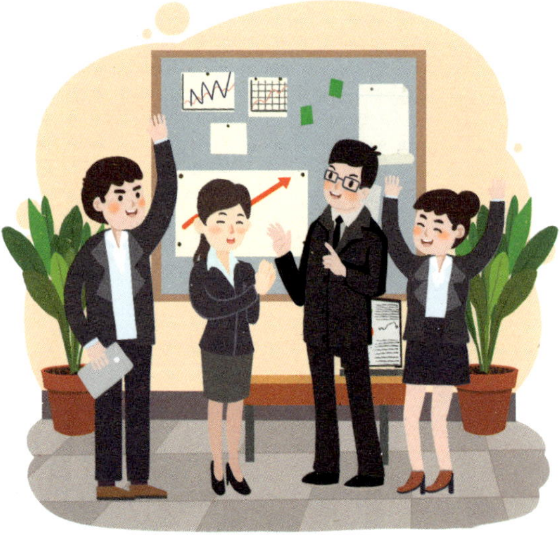